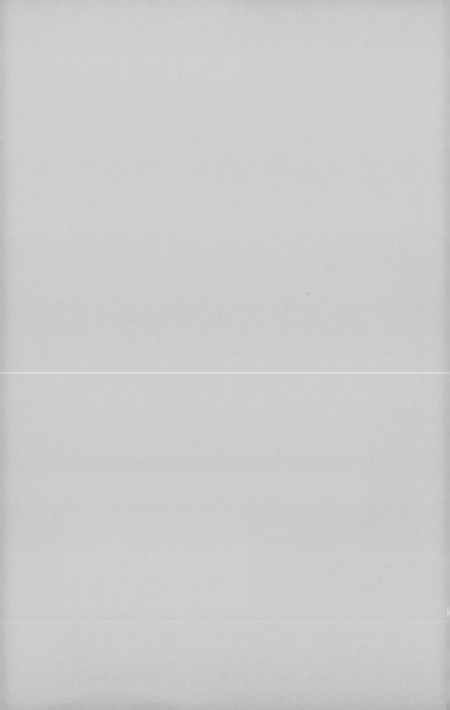

もの忘れ、
認知症にならない

60歳からの脳トレ

漢字パズル
思い出しテスト

**楽しく挑戦
全119問**

マジックスタジオ & ど忘れ現象を防ぐ会 著

コスモ21

はじめに

漢字、日本語の奥深さを パズル形式で楽しみながら思い出す

　私たち日本人は、子どもの時から国の言葉を学び親しみ、この姿勢は成人してからも、また還暦を過ぎても、小説や新聞雑誌などを通じて学び続けています。

　振り返って、日本の識字率は、数百年に渡って世界一を誇ってきました。江戸時代の幕末期において、武士はほぼ100%読み書きができ、庶民層でも男子で50%前後は読み書きができたといいます。

　同時代のイギリスでは下層庶民の場合、ロンドンでも字が読める子どもは10%に満たなかったそうです。

　日本は、漢字、ひらがな、カタカナという世界に類を見ない言語を持ち、その組み合わせで、多様な言葉・文章で自分の気持ちを相手に伝えることができます。

　ところが、パソコンや携帯電話のメールの登場で、漢字の読み書きが苦手、と言う人が若者にも増えてきています。自動変換という素晴らしい機能が、脳を休眠させてしまうのです。これは高齢者になればなるほど、怠け者の脳を怠惰に休ませ、その結果、脳の機能が低下し、「え〜と、この漢字は？」と言うことになります。

日本語、特に漢字に日々親しみ学ぶという習慣が、もの忘れ、認知症予防に効果あり、と言うことは最先端脳科学の研究でも明らかになっています。

　そこで本書では、漢字・日本語をテーマにした「思い出しテスト」シリーズの第4弾として、『漢字パズル』をお届けします。

　日本語クロスワード、漢字パズル、シークワード（言葉探し）、漢字スケルトン……、ちょっと目先を変えてナンプレ、間違い探し、といったバラエティ豊かな問題が、あなたの記憶力、集中力、推理力を高めてくれるでしょう。

　解答は各ＰＡＲＴのラストに記してあります。答えは、柔らかい１Ｂくらいのエンピツで薄く書き込みましょう。その後、消しゴムで消せば、何度でも挑戦できます。繰り返すことで、脳の働きは飛躍的に活性化します。

　楽しみながらもの忘れ現象を防ぎ、認知症予防──さあ、気になるＰＡＲＴからチャレンジしましょう。

マジックスタジオ＆ど忘れ現象を防ぐ会

漢字パズル 思い出しテスト 目次

Contents

漢字、日本語の奥深さをパズル形式で楽しみながら思い出す──はじめに……2

Part 1　日本語力、記憶力アップ！
クロスワードで楽しく脳活……7

Part 2　しりとりパズルで漢字力がアップ！
漢字グルグルで楽しく脳活……17

Part 3　二字熟語をひらめき力でパッと答える！
漢字十字パズルで楽しく脳活……27

Part 4　推理力、ひらめき力が問われる！
漢字足し算で楽しく脳活……37

Part 5　推理力が問われる、読み方にも答える！
漢字読み（しりとり）で楽しく脳活……47

Part 6　北海道から九州、沖縄まで、地理に挑戦！
難読地名マッチで楽しく脳活……57

Part 7　書けますか? に挑戦!
漢字矢印熟語で楽しく脳活 —— 69

Part 8　推理しながら日本語力がアップ!
漢字スケルトンで楽しく脳活 —— 81

Part 9　直感力、集中力がアップ!
シークワード(言葉探し)で楽しく脳活 —— 95

Part 10　集中力、推理力がアップ!
漢字シークワードで楽しく脳活 —— 109

Part 11　数理パズルに挑戦、推理力がアップ!
ナンプレで楽しく脳活 —— 123

Part 12　数理パズルに挑戦、推理しながら集中力がアップ!
幾何学ナンプレで楽しく脳活 —— 135

Part 13　直感力、集中力アップ!
間違い探しで楽しく脳活 —— 145

カバー・本文デザイン＝中村　聡
問題作成＝マジックスタジオ＆前島奬太
製作協力＝ど忘れ現象を防ぐ会
編集協力＝オフィス朋友

Part 1

日本語力、記憶力アップ！脳を刺激する!!

クロスワードで楽しく脳活

解き方とルール

① タテのキー、ヨコのキーをヒントに5×5のマス目（グリッド）に言葉を埋めていくパズルです。カタカナで答えてください。
② 二重マスのA〜の言葉を埋めると、ある言葉が出てきます。
③ 黒の四角には何も入りません。
④ ①、②ともにカタカナで正しく解答して下さい。

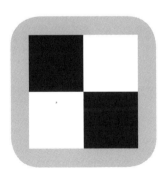

梅雨はシトシトのクロスワード

A	B	C	D

🔑 タテのキー

1. 稲を作るのは田んぼ、野菜は？
2. 敵 ⇔ ？
3. 鉛筆の真ん中にあります
4. 家を建てるプロ
5. 人工の歯
6. モンキー

🔑 ヨコのキー

1. 紙を切るのはカッターとコレ
4. 公園などでの花を植える場所
6. 優先席付近は電源を切るのがマナー
8. 緑の大地に生える
10. ことわざ「猫に○○○」

夏は水分たっぷりのクロスワード

A	B	C

🔑 タテのキー

1 夜間に行なわれる野球の試合
2 鳥の夫婦
3 ゴム底の運動靴
4 ⇔ ミセス
8 ラケットに張る糸のこと
10 アダムのパートナー

🗝 ヨコのキー

1 夏季休暇のこと
5 栗を守っているトゲ
6 ツヤ出しに使う塗料
7 英語で虎のこと
9 ハリー・ポッターは「魔法○○○」
11 灯油を使う「石油○○○○」

幻想的な光のクロスワード

A	B	C

🔑 タテのキー

1. 夜空に無数に輝く
2. 真夏の暑い暑い夜
3. 地位や○○○
5. フォークとペアで使う
7. 長良川の夏の風物詩
8. 船頭さんが握る

🔑 ヨコのキー

1. 豚の○○で出汁を取る
3. 超簡単＝朝○○前
4. 部屋の中
6. ご来光の正体
8. 携帯用お金入れ
9. 子どもを持つ人
10. 盗○○、○○似、親○○

夏と冬の夜空に咲くのクロスワード

1 C		2		3
		4	5 B	
6	7			
	8			9 A
10				

A	B	C

🗝 タテのキー

1 とりあえず「生!」
2 湯呑の中にコレが立つとラッキー
3 カモがしょってきます
5 インドのパン
7 英語ではウオーターメロン
9 鳥にも飛行機にもついてます

🔑 ヨコのキー

1 砂浜のスポーツ「○○○バレー」
4 この木の下に幽霊現る
6 メッセージを残す「○○○○電話」
8 ことわざ、コレの上にも3年
10 七福神の乗りもの

○○○に下駄と団扇のクロスワード

1	2	3 B		4
	5 C			
6		7	8	
9	10 A			
11			12	

A	B	C

🔑 タテのキー

2 かまぼこが乗っています
3 ワカメ、昆布、海苔など
4 犬の散歩に、管楽器にも使います
6 海水浴。かなづちでもコレがあれば大丈夫
8 ゲームの目的を達成！
10 足と手に5本ずつ

🗝 ヨコのキー

1 砂浜で果物を割る遊び
5 エビで釣る魚
7 スピード
9 カッパの好物
11 ○○とサビは日本の美意識
12 予算オーバー＝○○が出る

Q6 秋の野原に輝くのクロスワード

A	B	C

🗝 タテのキー

1. 月見うどんや月見そばに入っています
2. ベンチやソファもコレ
3. ピッチングで体重を乗せる足
4. 天高く○○肥ゆる秋
7. 隣の○○○はよく柿食う○○○だ
8. 焼き鳥の真ん中に
9. 利き手はこちらが多い

🗝 ヨコのキー

1. 増えたのでダイエット
5. 顔だち。甘い○○○のイイ男
6. 読書の○○、スポーツの○○
8. 誰かが噂していると出る？
10. 回転したり、江戸前がある日本料理
11. 念を押す時にさす

春は山菜、では秋は？のクロスワード

A	B	C

🔑 タテのキー

1　竹から生まれ、月に帰りました
2　ピンから○○まで
4　持ち運べる○○○パソコン
6　有効 ⇔ ？
8　技を磨いて○○○アップ
10　濃い青色

🗝 ヨコのキー

1　○○食えば鐘がなるなり法隆寺
3　木こりが泉に落とした道具
5　「赤ずきん」を書いた○○○兄弟
7　生産費や原価
9　空港で離発着する
11　うどんや蕎麦は○○類
12　難しい漢字にコレを振る

答え Answer

Q1

¹ハ	サ	²ミ(B)	■	³シ
タ	■	⁴カ	⁵ダ(C)	ン
⁶ケ	⁷イ	タ	イ	■
■	レ(D)	■	⁸ク	⁹サ(A)
¹⁰コ	バ	ン	■	ル

A	B	C	D
サ	ミ	ダ	レ

Q2

¹ナ	²ツ	ヤ	³ス	⁴ミ
⁵イ(B)	ガ	■	⁶ニ	ス(A)
⁷タ	イ	⁸ガ	ー	■
ー	■	⁹ツ	カ(C)	¹⁰イ
■	¹¹ス	ト	ー	ブ

A	B	C
ス	イ	カ

Q3

¹ホ(A)	²ネ	■	³メ	シ
⁴シ	ツ	⁵ナ	イ	■
■	⁶タ(B)	イ	ヨ	⁷ウ
⁸サ	イ	フ	■	カ
⁹オ	ヤ	■	¹⁰ル(C)	イ

A	B	C
ホ	タ	ル

Q4

¹ビ(C)	ー	²チ	■	³ネ
ー	■	⁴ヤ	⁵ナ(B)	ギ
⁶ル	⁷ス	バ	ン	■
■	⁸イ	シ	■	⁹ハ(A)
¹⁰タ	カ	ラ	ブ	ネ

A	B	C
ハ	ナ	ビ

Answer

Q5

ス	イ	カ	ワ	リ
	タ	イ		ー
ウ		ソ	ク	ド
キ	ユ	ウ	リ	
ワ	ビ		ア	シ

A	B	C
ユ	カ	タ

Q6

タ	イ	ジ	ユ	ウ
マ	ス	ク		マ
ゴ		ア	キ	
	ク	シ	ヤ	ミ
ス	シ		ク	ギ

A	B	C
ス	ス	キ

Q7

カ	キ		オ	ノ
グ	リ	ム		ー
ヤ		コ	ス	ト
ヒ	コ	ウ	キ	
メ	ン		ル	ビ

A	B	C
キ	ノ	コ

16

Part 2

しりとりパズルで漢字力がアップ！ 脳を刺激する!!

漢字グルグルで楽しく脳活

解き方とルール

① 左上のマスからスタートして時計回りに進む熟語のしりとりパズルです。
② 空きマスは熟語のつながる部分で、リストの漢字が一つずつ入ります。

例題

一	番		的	地
	物	園	芸	域
騒	却	益		
婚		販	頭	性
	捨	断	判	

答え

一	番	目	的	地
動	物	園	芸	域
騒	却	益	店	活
婚	売	販	頭	性
離	捨	断	判	格

リスト

| 目 | 活 | 格 | 離 | 動 | 店 | 売 |

漢字グルグル Q1

番	外		集	後
空		実		
	転	生	約	者
顔	廻		指	会
	真	見	様	

リスト

絵　記　見　婚　事　似　編　輪

漢字グルグル Q2

三	枚		玉	商
	乳		物	
距	代	謝	織	行
間	陳			方
	向		反	

リスト

維　車　正　食　新　対　品　目　離

漢字グルグル Q3

三	遊		一	
	明	開		
話	理	人		実
		時	器	剛
評		食	康	

リスト
化　会　間　質　石　代　髪　品　文　健

漢字グルグル Q4

起	承	転		婚
象	衛		条	
	楽	器		次
天		塁		
	性	受		六

リスト
感　気　旗　結　式　性　星　打　第　能　本

Q5 漢字グルグル

羽	子			哨
工			酒	
	庭	科		国
化		交		大
	決		刺	

リスト
屋 家 外 居 芝 人 戦 前 判 板 文 名

Q6 漢字グルグル

小	麦		即	是	
命		耳	東		前
	不		神	林	絶
謄		一	統	火	
籍	鉛		吹		始
	子		価	端	

リスト
格 空 戸 後 山 色 色 精 馬 筆 風 本 末

漢字グルグル

影	法		範	学	
週		奏		線	長
鳥		用			先
	描	重	一		
土		読		麗	徒
	想		料	席	

リスト

愛 画 会 間 郷 曲 句 校 師 紙 生 点 美 理 辞

漢字グルグル

無	趣			向	探
	言		利		知
風	仕		前	太	
論		動	運	郎	械
		手			体
中		駐	列		

リスト

飴 器 玉 金 権 事 車 縦 操 談 庭 箱 発 方 味

漢字グルグル Q9

御	影		狩		奉
	取		画	工	
子		雲			政
	地	館	童	用	機
模			鼻		
	気		財		西

リスト: 雨 鍋 関 行 局 見 作 児 石 図 天 点 風 弁 薬 様

漢字グルグル Q10

小	手		住		
長		黒		時	頂
厚	力				
	内	庁	公		下
			数	用	泰
半			低	身	

リスト: 官 計 算 士 字 重 上 身 頭 先 大 柱 天 幕 平 民 有

答え Answer

Q1

番	外	編	集	後
空	事	実	婚	記
絵	転	生	約	者
顔	廻	輪	指	会
似	真	見	様	見

Q2

三	枚	目	玉	商
離	乳	食	物	品
距	代	謝	繊	行
間	陳	新	維	方
車	向	対	反	正

Q3

三	遊	間	一	髪
文	明	開	化	質
話	理	人	石	実
会	代	時	器	剛
評	品	食	康	健

Q4

起	承	転	結	婚
象	衛	星	条	式
気	楽	器	旗	次
天	打	塁	本	第
能	性	受	感	六

答え Answer

Q5

羽	子	板	前	哨
工	芝	居	酒	戦
人	庭	科	屋	国
化	家	交	外	大
文	決	判	刺	名

Q6

小	麦	色	即	是	空
命	馬	耳	東	風	前
本	不	精	神	林	絶
謄	筆	一	統	火	後
籍	鉛	色	吹	山	始
戸	子	格	価	端	末

Q7

影	法	師	範	学	校
週	間	奏	曲	線	長
鳥	画	用	紙	美	先
愛	描	重	一	辞	生
土	点	読	句	麗	徒
郷	想	理	料	席	会

Q8

無	趣	味	方	向	探
発	言	権	利	金	知
風	仕	事	前	太	器
論	庭	動	運	郎	械
談	箱	手	玉	飴	体
中	車	駐	列	縦	操

Q9

御	影	石	狩	鍋	奉
見	取	図	画	工	行
子	風	雲	児	作	政
様	地	館	童	用	機
模	局	薬	鼻	点	関
雨	気	天	財	弁	西

Q10

小	手	先	住	民	有
長	大	黒	柱	時	頂
厚	力	士	官	計	天
重	内	庁	公	算	下
身	幕	字	数	用	泰
半	上	頭	低	身	平

Part 3

二字熟語をひらめき力でパッと答える！ 脳を刺激する!!

漢字十字パズルで楽しく脳活

解き方とルール

① 例題のA（上）からB（下）へ、C（左）からD（右）へ推理して読むと、それぞれ4つの二字熟語が出てきます。
② 真ん中の空きマスに入る漢字を推理して答えてください。

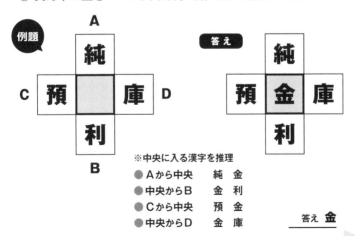

※中央に入る漢字を推理
- Aから中央　　純　金
- 中央からB　　金　利
- Cから中央　　預　金
- 中央からD　　金　庫

答え **金**

漢字十字パズル

絹 / 生・鋸 / 瓜

祝 / 蕾・卓 / 極

神 / 秘・芸 / 題

聖 / 和・姫 / 劇

組 / 都・宿 / 鴨

接 / 応・闘 / 乱

漢字十字パズル

軍／苦□腕／品

揚／白□根／毛

軒／率□輩／祖

停／歯□掌／座

航／樹□猫／藻

敬／初□練／後

漢字十字パズル

Q5

厚・半・幣・袋

息・山・聴・奏

粉・豪・駄・女

Q6

尾・造・弁・婿

助・予・霊・及

青・紅・書・巻

漢字十字パズル

```
    蟹                    黄
珠 □ 砕              土 □ 鉄
    露                    煙
```

```
    徳
鋭 □ 息
    己
```

```
    蒸                    攻
保 □ 任              厳 □ 備
    具                    護
```

```
    欠
店 □ 茶
    傘
```

漢字十字パズル

Q9

講 / 王 □ 標 / 席

屋 / 鍋 □ 居 / 布

神 / 児 □ 謡 / 顔

Q10

自 / 般 □ 草 / 干

漂 / 卵 □ 滝 / 寿

短 / 黒 □ 型 / 結

Q1
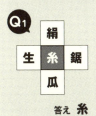
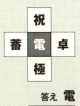
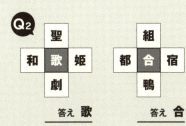

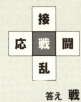

Q3

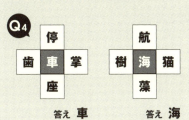

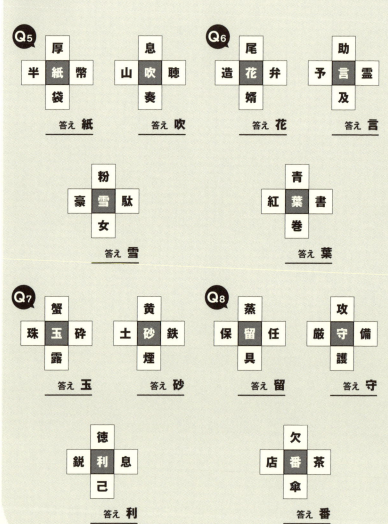

Q9

```
    講
王 座 標
    席
```
答え **座**

```
    屋
鍋 敷 居
    布
```
答え **敷**

```
    神
児 童 謡
    顔
```
答え **童**

Q10

```
    自
般 若 草
    干
```
答え **若**

```
    漂
卵 白 滝
    寿
```
答え **白**

```
    短
黒 髪 型
    結
```
答え **髪**

Part 4

推理力、ひらめき力が問われる！ 脳を刺激する!!

漢字足し算で楽しく脳活

解き方とルール

① 漢字のバラバラになったパーツを全て組み合わせて、それぞれの熟語を完成させる問題です。

例題

①　　　②　　　③　　　④

シ + 子 + 宀 + 莫 = ☐☐

①＋④で［漢］③＋②で［字］ができます。

シ + 子 + 宀 + 莫 = 漢字

Q1

漢字 足し算 4パーツ 二字熟語

ク + 巴 + 木 + 兆 = 桃 ☐

宀 + 木 + 且 + 番 = ☐ 査

エ + 弋 + 木 + 朱 = ☐ ☐

Q2

漢字 足し算 4パーツ 二字熟語

口 + 土 + 心 + 自 = 吐 ☐

口 + 曲 + 辰 + 袁 = ☐ 園

艹 + 口 + 未 + 楽 = ☐ 味

Q3 漢字 足し算 4パーツ 二字熟語

艹 + 日 + 方 + 禾 = 芳香

火 + 日 + 禾 + 免 = 晩秋

失 + 石 + 包 + 金 = 鉄砲

Q4 漢字 足し算 5パーツ 二字熟語

丨 + ナ + 斤 + 子 + 戸 = 所在

丨 + 一 + 弓 + 牛 + 玄 = 牽引

冫 + 刀 + 牛 + 角 + 束 = 解凍

Q5

漢字 足し算 5パーツ 二字熟語

九 + シ + 斗 + 木 + 米 = ☐料

メ + 亡 + 王 + 月 + 布 = 希☐

一 + 几 + 火 + 火 + 言 = 冗☐

Q6

漢字 足し算 5パーツ 二字熟語

大 + 戈 + 田 + 佳 + 単 = ☐戦

夕 + 卜 + 木 + 田 + 言 = ☐外

犭 + 寸 + 土 + 牛 + 虫 = 独☐

Q7

漢字 足し算 6パーツ 二字熟語

ン + マ + カ + 女 + 欠 + 田 = 勇□

亠 + 一 + 几 + 辶 + 舟 + 車 = □航

一 + 卩 + ム + 儿 + 士 + 土 = □却

Q8

漢字 足し算 6パーツ 二字熟語

一 + 艹 + 夕 + 心 + 四 + 亜 = □夢

十 + 口 + 千 + 立 + 合 + 竹 = 答□

人 + 人 + 广 + 土 + 日 + 生 = □座

Q9

漢字 足し算 6パーツ 二字熟語

艹 + 夂 + 句 + 由 + 竹 + 言 = ☐ 笛

口 + 尸 + 土 + 氏 + 糸 + 辛 = ☐ 紙

止 + 少 + 兄 + 兄 + 立 + 立 = ☐ 歩

Q10

漢字 足し算 6パーツ 三字熟語

氵 + 辶 + 月 + 其 + 咼 + 度 = 過 ☐ ☐

刀 + 八 + 山 + 巛 + 支 + 占 = ☐ 岐 ☐

一 + 十 + 艹 + 肉 + 府 + 枼 = ☐ 葉 ☐

答え Answer

Q1

ク + 巴 + 木 + 兆 = 桃色

宀 + 木 + 且 + 番 = 審査

エ + 弋 + 木 + 朱 = 株式

Q2

口 + 土 + 心 + 自 = 吐息

口 + 曲 + 辰 + 袁 = 農園

艹 + 口 + 未 + 楽 = 薬味

Q3

艹 + 日 + 方 + 禾 = 芳香

火 + 日 + 禾 + 免 = 晩秋

失 + 石 + 包 + 金 = 鉄砲

答え Answer

Q4

| + ナ + 斤 + 子 + 戸 = **所存**

| + 一 + 弓 + 牛 + 玄 = **牽引**

冫 + 刀 + 牛 + 角 + 東 = **解凍**

Q5

九 + 氵 + 斗 + 木 + 米 = **染料**

メ + 亡 + 王 + 月 + 布 = **希望**

一 + 几 + 火 + 火 + 言 = **冗談**

Q6

大 + 戈 + 田 + 隹 + 単 = **奮戦**

夕 + 卜 + 木 + 田 + 言 = **課外**

犭 + 寸 + 土 + 牛 + 虫 = **独特**

Q7

ン + マ + カ + 女 + 欠 + 田 = 勇 姿

亠 + 一 + 几 + 辶 + 舟 + 車 = 運 航

一 + 冂 + ム + 儿 + 士 + 土 = 売 却

Q8

一 + 艹 + 夕 + 心 + 罒 + 亜 = 悪 夢

十 + 口 + 千 + 立 + 合 + 竹 = 答 辞

人 + 人 + 广 + 土 + 日 + 生 = 星 座

Q9

艹 + 攵 + 句 + 由 + 竹 + 言 = 警 笛

口 + 尸 + 土 + 氏 + 糸 + 辛 = 壁 紙

止 + 少 + 兄 + 兄 + 立 + 立 = 競 歩

Answer

Q10

氵 + 辶 + 月 + 其 + 咼 + 度 = 過渡期

刀 + 八 + 山 + 灬 + 支 + 占 = 分岐点

一 + 十 + 艹 + 肉 + 府 + 枼 = 腐葉土

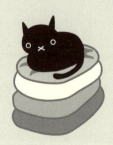

Part 5

推理力が問われる、読み方にも答える！ 脳を刺激する!!

漢字読み（しりとり）で楽しく脳活

解き方とルール

① 矢印の向きに漢字の読みで（しりとり）ができるように、リストの漢字を1つずつ空きマスに入れましょう。
② 二字熟語から三字、四字熟語とレベルアップしていきます。
③ それぞれの漢字の「読み」も答えてください。

例題

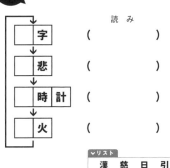

答え

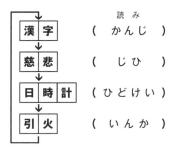

Q1 つ、で始まる漢字読み (しりとり)

	読み
☐ 靴	( )
☐ 先	( )
☐ 吸	( )
☐ 綱	( )

▼リスト
肝　爪　長　命

Q2 き、で始まる漢字読み (しりとり)

	読み
素 ☐	( )
脚 ☐	( )
角 ☐	( )
円 ☐	( )

▼リスト
安　笛　敵　立

ぼ、で始まる漢字読み (しりとり)

読み

滝□　（　　　　　）
□刀　（　　　　　）
産□　（　　　　　）
□衣　（　　　　　）

▽リスト
壺　湯　木　浴

む、で始まる漢字読み (しりとり)

読み

□務　（　　　　　）
□眼鏡　（　　　　　）
□顔　（　　　　　）
□羊座　（　　　　　）

▽リスト
雑　寝　虫　牡

Q5 け、で始まる漢字読み (しりとり)

読み

- 松[型] （まつかた）
- 血液[型] → 血液[型]...
- 畳[　] （たたみ）
- 手間[　]

〜リスト
型　暇　茸　表

Q6 こ、で始まる漢字読み (しりとり)

読み

- [　]箱 （　　　）
- [　]巾 （　　　）
- [　]星 （　　　）
- [　]文 （　　　）

〜リスト
黒　字　杓　重　着　腰

Q7 ま、で始まる漢字読み (しりとり)

	読み
☐目玉	(　　　　)
真☐☐	(　　　　)
美容☐	(　　　　)
☐魚	(　　　　)

▼リスト
夏　師　日　出　世　大

Q8 ひ、で始まる漢字読み (しりとり)

	読み
☐熱☐	(　　　　)
☐筋縄	(　　　　)
☐菓☐	(　　　　)
白玉☐	(　　　　)

▼リスト
一　粉　光　子　費　和

Q9 て、で始まる漢字読み（しりとり）

		読み
自[分]勝[手]		（じぶんかって）
天[地]神[明]		（てんちしんめい）
一[寸]法[師]		（いっすんぼうし）
象[形]文[字]		（しょうけいもじ）

▼リスト
形 師 字 地 手 寸 分 明

Q10 び、で始まる漢字読み（しりとり）

		読み
[伊]勢海[老]		（いせえび）
[美]辞麗[句]		（びじれいく）
[空]前絶[後]		（くうぜんぜつご）
[合]成繊[維]		（ごうせいせんい）

▼リスト
伊 維 合 句 空 後 美 老

答え Answer

Q1 つ、で始まる漢字読み

漢字	読み
長靴	ながぐつ
爪先	つまさき
肝吸	きもすい
命綱	いのちづな

Q2 き、で始まる漢字読み

漢字	読み
素敵	すてき
脚立	きゃたつ
角笛	つのぶえ
円安	えんやす

Q3 ぼ、で始まる漢字読み

漢字	読み
滝壺	たきつぼ
木刀	ぼくとう
産湯	うぶゆ
浴衣	ゆかた

Q4 む、で始まる漢字読み

漢字	読み
雑務	ざつむ
虫眼鏡	むしめがね
寝顔	ねがお
牡羊座	おひつじざ

答え Answer

Q5 け、で始まる漢字読み

漢字	読み
松茸	まつたけ
血液型	けつえきがた
畳表	たたみおもて
手間暇	てまひま

Q6 こ、で始まる漢字読み

漢字	読み
重箱	じゅうばこ
腰巾着	こしぎんちゃく
黒星	くろぼし
杓文字	しゃもじ

Q7 ま、で始まる漢字読み

漢字	読み
大目玉	おおめだま
真夏日	まなつび
美容師	びようし
出世魚	しゅっせうお

Q8 ひ、で始まる漢字読み

漢字	読み
光熱費	こうねつひ
一筋縄	ひとすじなわ
和菓子	わがし
白玉粉	しらたまこ

Q9 て、で始まる漢字読み

熟語	読み
自分勝手	じぶんかって
天地神明	てんちしんめい
一寸法師	いっすんぼうし
象形文字	しょうけいもじ

Q10 び、で始まる漢字読み

熟語	読み
伊勢海老	いせえび
美辞麗句	びじれいく
空前絶後	くうぜんぜつご
合成繊維	ごうせいせんい

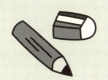
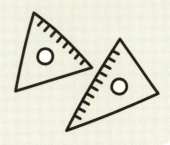

Part 6

北海道から九州、沖縄まで、地理に挑戦！ 脳を刺激する!!

難読地名マッチで楽しく脳活

解き方とルール

① 地図上の枠の上にある読みをヒントに、リストから地名を表す漢字を選んで枠内に書き入れましょう。

難読地名マッチ・北海道

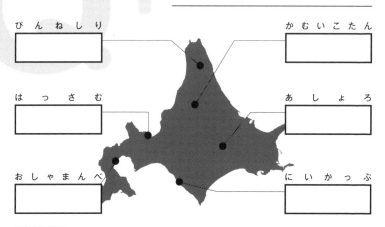

- びんねしり
- かむいこたん
- はっさむ
- あしょろ
- おしゃまんべ
- にいかっぷ

リスト

新冠　足寄　発寒　長万部　敏音知　神居古潭

難読地名マッチ・東北

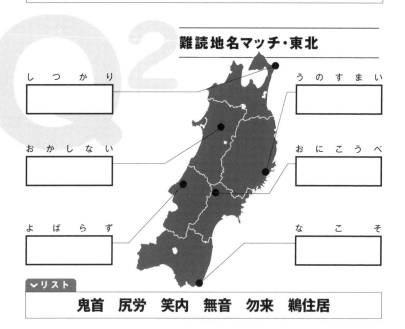

- しつかり
- うのすまい
- おかしない
- おにこうべ
- よばらず
- なこそ

リスト

鬼首　尻労　笑内　無音　勿来　鵜住居

Q3 難読地名マッチ・関東

つまごい	たてわき
いかっこ	まみあな
とどろき	しすい

リスト
帯刀　嬬恋　狸穴　五十子　酒々井　等々力

Q4 難読地名マッチ・甲信越北陸

ひづめ	ぬったり
そうがわ	ひといちば
しゃくし	うばぐち

リスト
沼垂　右左口　塩坂越　廿九日　総曲輪　一日市場

難読地名マッチ・東海

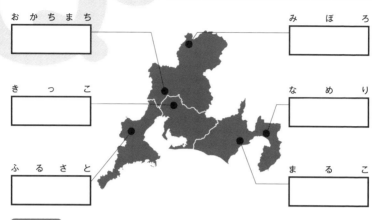

| おかちまち | みぼろ | きっこ | なめり | ふるさと | まるこ |

リスト: 丸子　吉根　御母衣　生琉里　納米里　歩行町

難読地名マッチ・近畿

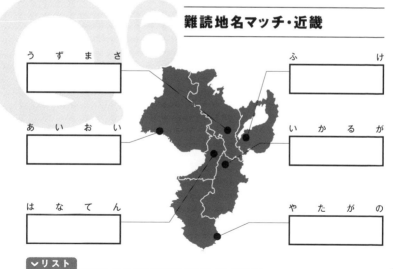

| うずまさ | ふけ | あいおい | いかるが | はなてん | やたがの |

リスト: 相生　太秦　斑鳩　放出　浮気　八尺鏡野

難読地名マッチ・中国

よみ	
うっぷるい	
くがみ	
こい	
ひるぜん	
みたけ	
せのお	

リスト

金峰　己斐　蒜山　妹尾　陸上　十六島

難読地名マッチ・四国

よみ	
ついたち	
うぶすな	
さるうだ	
おおぼけ	
すくも	
たるみ	

リスト

宇夫階　絶海　朔日市　大歩危　申生田　宿毛

難読地名マッチ・九州

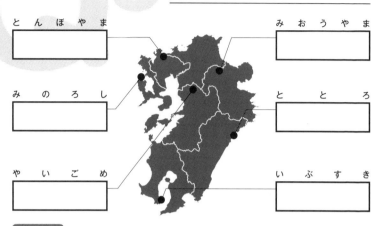

- とんぼやま
- みおうやま
- みのろし
- ととろ
- やいごめ
- いぶすき

▽リスト

指宿　焼米　皆割石　十坊山　土々呂　一尺八寸山

難読地名マッチ・沖縄

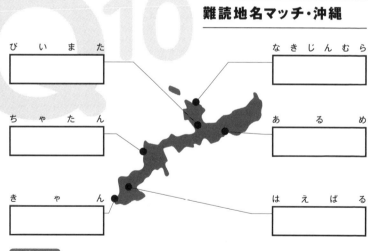

- びいまた
- なきじんむら
- ちゃたん
- あるめ
- きゃん
- はえばる

▽リスト

為又　北谷　有銘　喜屋武　今帰仁村　南風原

Answer

Q1 難読地名マッチ・北海道

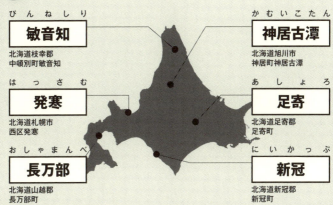

敏音知 びんねしり
北海道枝幸郡
中頓別町敏音知

発寒 はっさむ
北海道札幌市
西区発寒

長万部 おしゃまんべ
北海道山越郡
長万部町

神居古潭 かむいこたん
北海道旭川市
神居町神居古潭

足寄 あしょろ
北海道足寄郡
足寄町

新冠 にいかっぷ
北海道新冠郡
新冠町

Q2 難読地名マッチ・東北

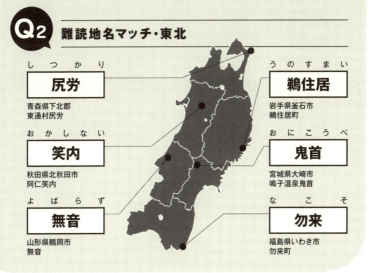

尻労 しつかり
青森県下北郡
東通村尻労

笑内 おかしない
秋田県北秋田市
阿仁笑内

無音 よばらず
山形県鶴岡市
無音

鵜住居 うのすまい
岩手県釜石市
鵜住居町

鬼首 おにこうべ
宮城県大崎市
鳴子温泉鬼首

勿来 なこそ
福島県いわき市
勿来町

答え Answer

Q3 難読地名マッチ・関東

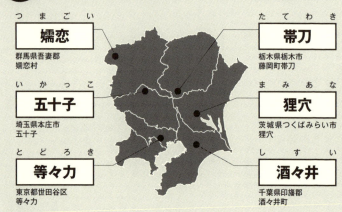

- つまごい **嬬恋** — 群馬県吾妻郡嬬恋村
- いかっこ **五十子** — 埼玉県本庄市五十子
- とどろき **等々力** — 東京都世田谷区等々力
- たてわき **帯刀** — 栃木県栃木市藤岡町帯刀
- まみあな **狸穴** — 茨城県つくばみらい市狸穴
- しすい **酒々井** — 千葉県印旛郡酒々井町

Q4 難読地名マッチ・甲信越北陸

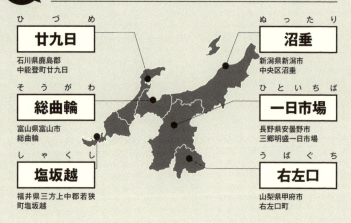

- ひづめ **廿九日** — 石川県鹿島郡中能登町廿九日
- そうがわ **総曲輪** — 富山県富山市総曲輪
- しゃくし **塩坂越** — 福井県三方上中郡若狭町塩坂越
- ぬったり **沼垂** — 新潟県新潟市中央区沼垂
- ひといちば **一日市場** — 長野県安曇野市三郷明盛一日市場
- うばぐち **右左口** — 山梨県甲府市右左口町

Q5 難読地名マッチ・東海

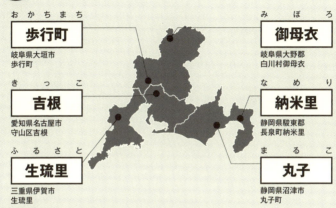

歩行町（おかちまち）
岐阜県大垣市
歩行町

吉根（きっこ）
愛知県名古屋市
守山区吉根

生琉里（ふるさと）
三重県伊賀市
生琉里

御母衣（みぼろ）
岐阜県大野郡
白川村御母衣

納米里（なめり）
静岡県駿東郡
長泉町納米里

丸子（まるこ）
静岡県沼津市
丸子町

Q6 難読地名マッチ・近畿

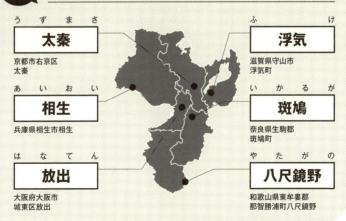

太秦（うずまさ）
京都市右京区
太秦

相生（あいおい）
兵庫県相生市相生

放出（はなてん）
大阪府大阪市
城東区放出

浮気（ふけ）
滋賀県守山市
浮気町

斑鳩（いかるが）
奈良県生駒郡
斑鳩町

八尺鏡野（やたがの）
和歌山県東牟婁郡
那智勝浦町八尺鏡野

答え Answer

Q7 難読地名マッチ・中国

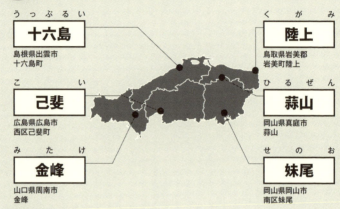

十六島 うっぷるい
島根県出雲市
十六島町

己斐 こい
広島県広島市
西区己斐町

金峰 みたけ
山口県周南市
金峰

陸上 くがみ
鳥取県岩美郡
岩美町陸上

蒜山 ひるぜん
岡山県真庭市
蒜山

妹尾 せのお
岡山県岡山市
南区妹尾

Q8 難読地名マッチ・四国

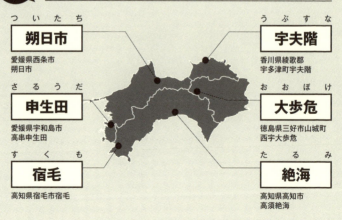

朔日市 ついたち
愛媛県西条市
朔日市

申生田 さるうだ
愛媛県宇和島市
高串申生田

宿毛 すくも
高知県宿毛市宿毛

宇夫階 うぶすな
香川県綾歌郡
宇多津町宇夫階

大歩危 おおぼけ
徳島県三好市山城町
西宇大歩危

絶海 たるみ
高知県高知市
高須絶海

Q9 難読地名マッチ・九州 2つ、山の名前があります。

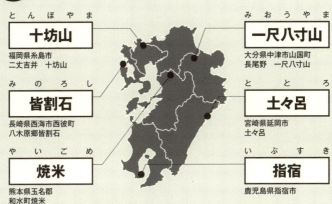

とんぼやま
十坊山
福岡県糸島市
二丈吉井 十坊山

みおうやま
一尺八寸山
大分県中津市山国町
長尾野 一尺八寸山

みのろし
皆割石
長崎県西海市西彼町
八木原郷皆割石

ととろ
土々呂
宮崎県延岡市
土々呂

やいごめ
焼米
熊本県玉名郡
和水町焼米

いぶすき
指宿
鹿児島県指宿市

Q10 難読地名マッチ・沖縄

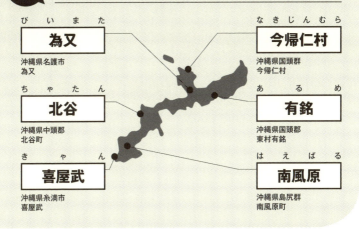

びいまた
為又
沖縄県名護市
為又

なきじんむら
今帰仁村
沖縄県国頭郡
今帰仁村

ちゃたん
北谷
沖縄県中頭郡
北谷町

あるめ
有銘
沖縄県国頭郡
東村有銘

きゃん
喜屋武
沖縄県糸満市
喜屋武

はえばる
南風原
沖縄県島尻郡
南風原町

Part 7

書けますか？に挑戦！脳を刺激する!!
漢字矢印熟語で楽しく脳活

解き方とルール

① 矢印に添ったひらがなは、そこに入る熟語の読みを表しています。
② 矢印の向きに、それぞれ二字熟語ができるよう、空きマスに漢字を入れましょう。

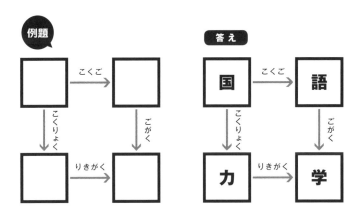

漢字矢印熟語

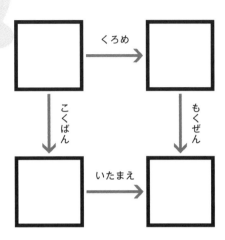

漢字矢印熟語

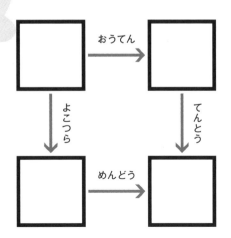

漢字矢印熟語

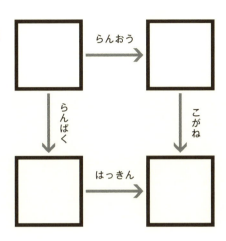

漢字矢印熟語

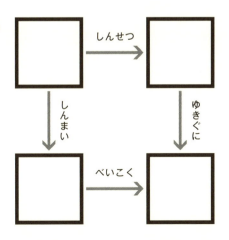

漢字矢印熟語

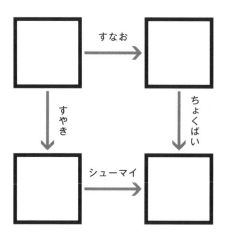

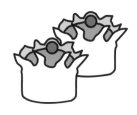

漢字矢印熟語

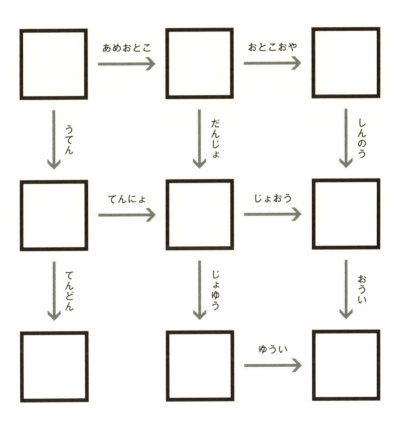

漢字矢印熟語

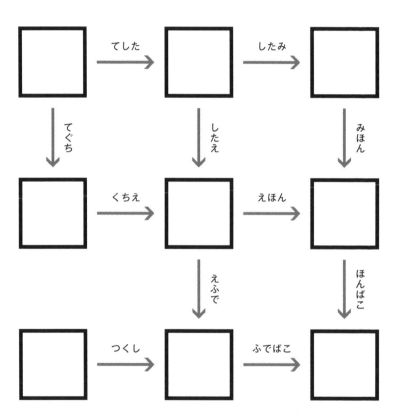

漢字矢印熟語

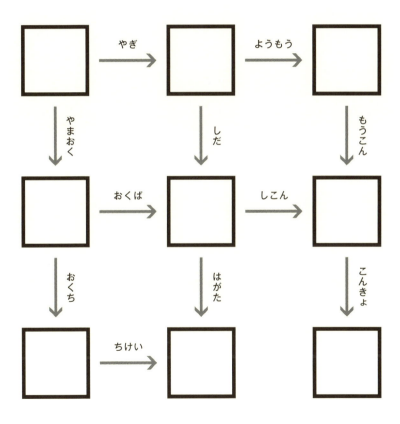

漢字矢印熟語

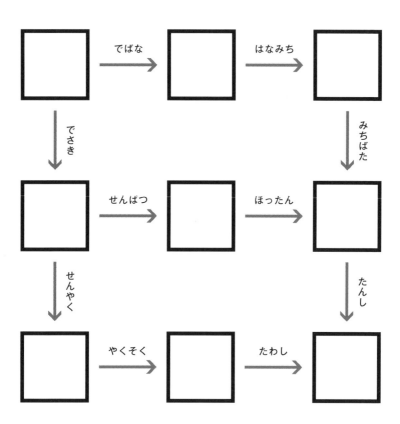

漢字矢印熟語

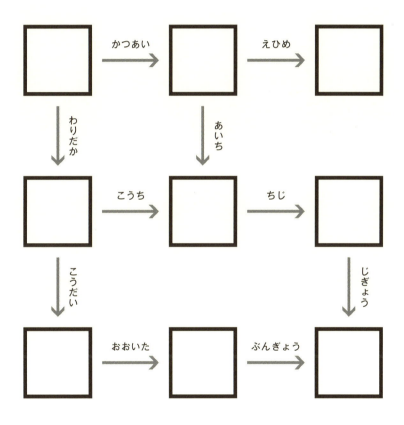

Answer

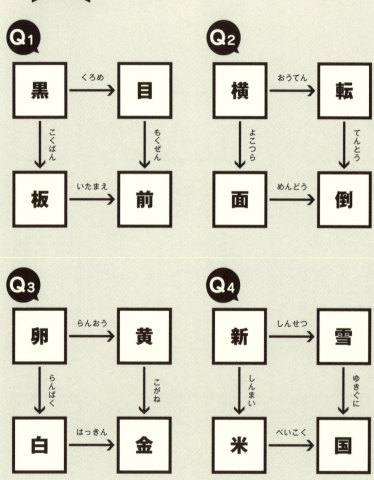

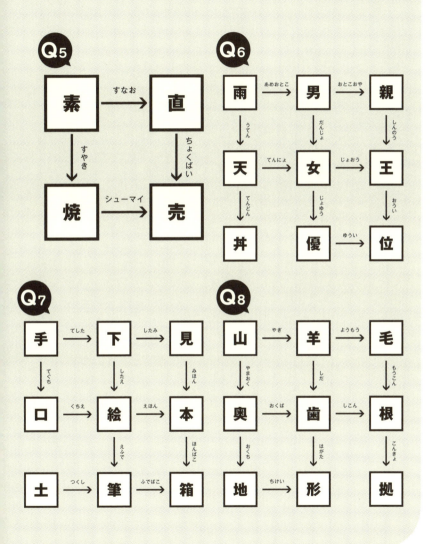

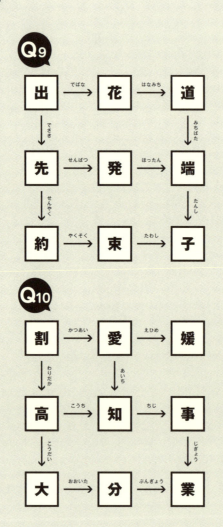

Part 8

推理しながら日本語力がアップ！ 脳を刺激する!!

漢字スケルトンで楽しく脳活

解き方とルール

① 6×6マスの枠内に漢字があらかじめ埋められています。それを手掛かりに、タテ・ヨコに意味のある熟語のつながりができるように、漢字2文字のパーツをそのままの向きで空きマスに入れましょう。

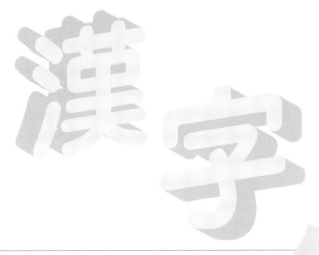

漢字スケルトン

パーツ

| 照明 | 浄水 | 下道 | 出入 |
| 極楽 | 正大 |

| 測基 | 民体 |

漢字スケルトン

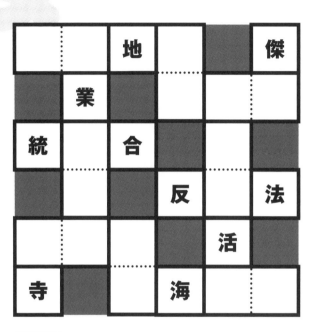

パーツ

| 者復 | 消失 | 古物 | 戦術 |
| 商人 | 廃棄 | 地産 | 敗作 |

Q3 漢字スケルトン

独		行		法	
		錯			指
時			隔		
	国		替		場

▽ パーツ

間	行	交	人
外	為	差	差

政	中	都	立
府	世	市	体

漢字スケルトン

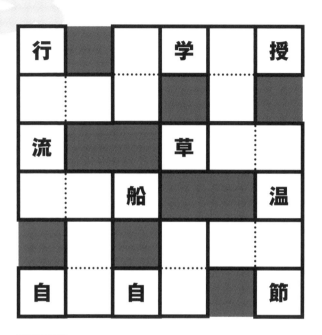

Q5 漢字スケルトン

パーツ

- 子／札
- 代／官
- 悪｜路
- 午｜線
- 英｜語
- 新｜石
- 日／本
- 不／器

漢字スケルトン

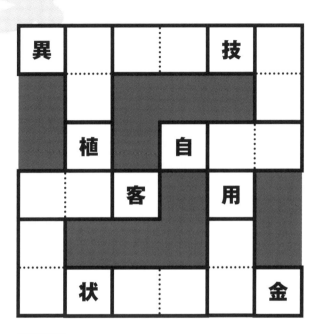

▼ パーツ

種子	戦術	格闘	見物
記憶	信家
組合	目形

漢字スケルトン

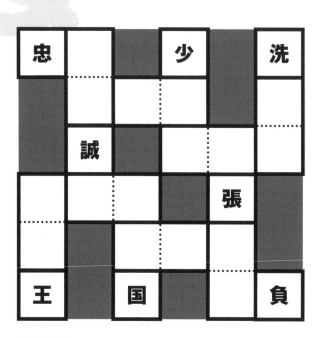

漢字スケルトン

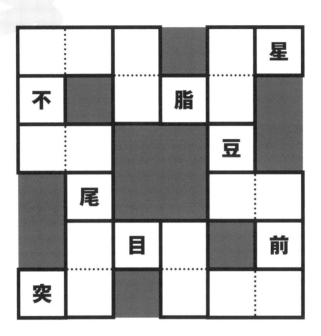

パーツ

| 一貫 | 散発 | 寝間 | 腐食 |
| 着脱 | 木綿 | 足首 | 泡酒 |

漢字スケルトン

		案			話
闘			面		
	現				
				品	
		記			鰹
蒸			炭		

パーツ

書
留

電
化

決	議

針	金

坑	節

製	造

内
状

備
長

Q10 漢字スケルトン

パーツ

- 一体
- 線分
- 無量
- 滑降
- 走馬
- 油断
- 人馬
- 大敵

答え Answer

Q1

南			出	入	国
極	楽	浄	土		民
観		水		液	体
測	定		照		育
基		公	明	正	大
地	下	道			会

Q2

地	産	地	消		傑
	業		失	敗	作
統	廃	合		者	
	棄		反	復	法
古	物	商		活	
寺		人	海	戦	術

Q3

独	立	行	政	法	人
	体		府		差
	交	錯		中	指
時	差		隔	世	
間		行		都	
外	国	為	替	市	場

Q4

行		大	学	教	授
雲	竜	型		科	
流		草	書		体
水	風	船			温
	景		絶	好	調
自	画	自	賛		節

Q5

縁	日		迷		幹	
	本	初	子	午	線	
英	語		札		道	
字		不		悪	路	
新	石	器	時	代		
聞		用		官	僚	

Q6

異	種	格	闘	技	戦
		子			術
		植		自	信	家
見	物	客		用	
目				組	
形	状	記	憶	合	金

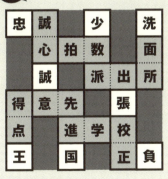

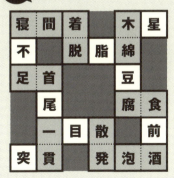

Answer

Q9

決	議	案		電	話
闘		内	面	化	
	現	状		製	造
針	金		備	品	
	書	記	長		鰹
蒸	留		炭	坑	節

Q10

恋		唯		滑	降
人	馬	一	体		水
		車		感	無	量
走	馬	灯		限	
査		油	断	大	敵
線	分		続		視

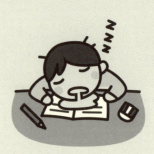

Part 9

直感力、集中力がアップ！ 脳を刺激する!!

シークワード（言葉探し）で楽しく脳活

解き方とルール

① シークワードとは、「言葉探し」と言う意味で、文字通り、言葉を探していくパズルです。

② 問題のマス目からタテ・ヨコ・ナナメに言葉を探していき、線を引きます。下から上に、下から斜め上に、右から左にも言葉が隠れています。

③ 各問、あるテーマでいくつかの言葉がカタカナで隠れています。その言葉を答えてください。

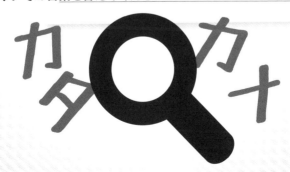

Q1

シークワード（言葉探し）

香辛料が6つ隠れています。

ト	エ	ビ	サ	ワ
ニ	リ	セ	カ	ン
セ	ー	ジ	ミ	モ
バ	ロ	ク	チ	ナ
ニ	タ	イ	ム	シ

シークワード（言葉探し）

漢字シークワード

鳥さんが9羽います。
バードウォッチングしてください。

イ	フ	ク	ロ	ウ
ケ	カ	ツ	グ	ミ
ユ	ラ	イ	チ	ネ
ジ	ス	ケ	カ	コ
コ	メ	バ	ツ	タ

Q3

シークワード（言葉探し）

大豆食品が4つあります。分かりますか？

コ	ユ	ラ	カ	オ
ヨ	ン	ウ	バ	シ
ト	ペ	ニ	ヨ	ユ
ウ	ン	ウ	ヤ	シ
フ	ハ	ヤ	カ	ク

Q4

シークワード（言葉探し）

投げるものが5つ。
あきらめて投げるものも！

ラ	ミ	ハ	キ	ナ
リ	ン	ン	ガ	ク
ヤ	ラ	マ	ケ	ミ
ト	ル	ー	ボ	ジ
ク	ブ	リ	シ	サ

Q5 シークワード(言葉探し)

まくものです。
5つあります。

イ	ホ	ウ	タ	イ
ナ	マ	ヤ	ビ	オ
ガ	チ	ン	ズ	キ
シ	ジ	ミ	ゼ	ラ
ジ	タ	ゼ	キ	ヨ

Q6

シークワード（言葉探し）

きるものが6つ。
何をきるのでしょう？

タ	ジ	ナ	リ	ニ
ク	ト	ギ	シ	リ
フ	コ	ラ	レ	カ
ノ	ス	ポ	ン	ミ
マ	ヤ	タ	ヤ	プ

Q7

シークワード（言葉探し）

干支でない動物が6つ。
それはどんな動物？

コ	ネ	ジ	イ	キ
ラ	ツ	ズ	ヌ	マ
ヒ	キ	タ	ミ	マ
マ	カ	ジ	ウ	リ
サ	ル	シ	ト	シ

☆海の生物は含みません

Q8

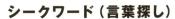
シークワード（言葉探し）

文房具屋で売っている
9つの文具です。

ア	リ	シ	フ	ム
ノ	コ	ウ	キ	ゴ
ミ	ト	ン	ム	シ
ウ	サ	イ	パ	ケ
コ	ン	ハ	ミ	ス

Q9 シークワード（言葉探し）

履くものです。
5つ隠れています。それは？

ア	ラ	ス	イ	ツ
ブ	サ	プ	リ	ン
リ	ビ	ン	ク	パ
タ	ゲ	パ	ダ	チ
ヌ	ク	ラ	ポ	ル

Q10

シークワード（言葉探し）

緑黄色野菜が6つ。
キュウリやレタスはNGです。

キ	ユ	ウ	リ	レ
ン	ピ	セ	ナ	タ
ジ	プ	ー	ツ	ス
ン	ラ	ト	マ	ト
ニ	レ	ン	コ	ン

答え Answer

Q1

ト	エ	ビ	サ	ワ
ニ	リ	セ	カ	ン
セ	ー	ジ	ミ	モ
バ	ロ	ク	チ	ナ
ニ	タ	イ	ム	シ

ワサビ　ローリエ　セージ　クミン
シナモン　タイム

Q2

イ	フ	ク	ロ	ウ
ケ	カ	ツ	グ	ミ
ユ	ラ	イ	チ	ネ
ジ	ス	ケ	カ	コ
コ	メ	バ	ツ	タ

コジュケイ　フクロウ　カラス
ウグイス　ツグミ　ウミネコ
タカ　ツバメ　カケス

Q3

コ	ユ	ラ	カ	オ
ヨ	ウ	バ	シ	ウ
ト	ペ	ニ	ヨ	ユ
ウ	ン	ウ	ヤ	シ
フ	ハ	ヤ	カ	ク

ユバ　オカラ　トウフ　ショウユ

Q4

ラ	ミ	ハ	キ	ナ
リ	ン	ン	ガ	ク
ヤ	ラ	マ	ケ	ミ
ト	ル	ー	ボ	ジ
ク	ブ	リ	シ	サ

ヤリ　ハンマー　ブーケ
ボール　サジ

Q5

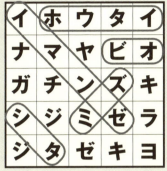

ホウタイ ゼンマイ オビ
ミズ シタ

Q6

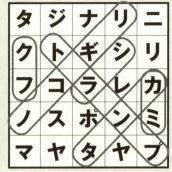

ノコギリ フク トランプ
シラ カミ タンカ

Q7

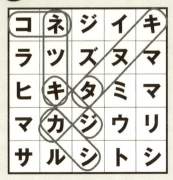

ネコ キツネ タヌキ タカ
キジ シカ

Q8

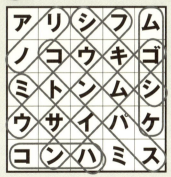

ノリ シキシ フウトウ ケシゴム
ゴムイン コンパス ハサミ ハンコ
スミ

Answer

Q9

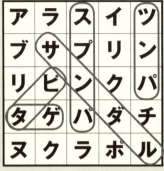

パンプス　パンツ　サンダル
タビ　ゲタ

Q10

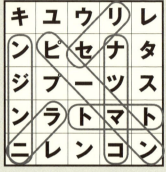

セリ　ピーマン　ニンジン
ニラ　トマト　コマツナ

Part 10

集中力、推理力がアップ！ 脳を刺激する!!

漢字シークワードで楽しく脳活

解き方とルール

① 三字熟語～五字熟語の「漢字探し」のパズルです。
② 問題のマスの上に線を引いて、リストにある熟語をすべて拾い出しましょう。熟語はタテ・ヨコ・ナナメ、上から下、上から斜め、下から上、下から斜め、右から左、左から右の一直線8方向に拾うことができます。

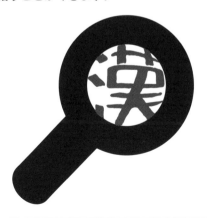

Q1 漢字シークワード

同	新	一	目	面	塚
一	世	一	代	番	里
人	一	界	分	転	一
物	意	朝	一	気	汁
幕	専	機	一	国	三
一	心	不	乱	夕	菜

▼リスト

- 一番目
- 一幕物
- 一世一代
- 同一人物
- 一里塚
- 一意専心
- 一朝一夕
- 面目一新
- 三国一
- 一汁三菜
- 気分一新
- 世界一
- 一心不乱
- 心機一転

Q2 漢字シークワード

度	法	諸	家	武	逆
速	地	求	事	日	探
加	心	奇	好	的	知
力	人	是	代	軍	証
重	日	本	銀	行	券
日	空	出	張	強	業

▽リスト

空出張	好事家	張本人	日日是好日
逆探知	証券業	人心地	日本銀行券
求心力	代行業	重力加速度	武家諸法度
強行軍	知日家	知的好奇心	

Q3 漢字シークワード

和	日	楽	行	避	逃
調	剤	薬	局	難	熱
定	税	洗	大	所	帯
予	算	編	成	作	雨
減	加	手	毛	合	林
餅	重	二	羽	子	板

リスト

- 雨合羽
- 二毛作
- 行楽日和
- 羽二重餅
- 大所帯
- 羽子板
- 重加算税
- 予算編成
- 手加減
- 避難所
- 調剤薬局
- 予定調和
- 逃避行
- 合成洗剤
- 熱帯雨林

漢字シークワード

一	合	行	知	識	人
直	具	群	集	心	理
線	懐	中	日	記	料
前	豪	烈	録	数	肥
雨	霜	映	手	法	機
秋	画	物	人	名	有

▽リスト

一直線	手数料	秋雨前線	秋霜烈日
記数法	懐具合	懐中日記	集中豪雨
人物画	有名人	記録映画	知行合一
知識人	料理人	群集心理	有機肥料

Q5 漢字シークワード

真	遍	一	理	義	縛
人	週	制	規	主	自
間	財	金	支	化	縄
菜	大	管	資	文	自
種	気	楽	土	動	己
油	圧	器	本	布	流

リスト

- 一週間
- 管財人
- 気管支
- 自己流
- 大気圧
- 菜種油
- 真人間
- 油圧器
- 流布本
- 義理一遍
- 金管楽器
- 自主規制
- 自縄自縛
- 縄文土器
- 文化主義
- 流動資金

漢字シークワード

応	急	手	当	世	風
相	立	転	見	迷	火
不	中	顔	直	言	水
機	正	実	結	下	地
嫌	厳	確	戦	幕	開
謹	賀	新	年	成	未

リスト

開幕戦	不正確	世迷言	謹厳実直
顔見世	不相応	応急手当	厳正中立
当世風	未開地	急転直下	地下結実
不機嫌	未成年	謹賀新年	地水火風

Q7 漢字シークワード

原	生	生	物	夜	白
産	口	人	間	昼	白
地	心	見	夢	一	明
中	食	後	年	日	明
廊	説	動	天	一	後
下	降	気	流	善	年

▽リスト

一昼夜	年一年	一日一善	明明白白
原産地	白昼夢	下降気流	夢見心地
後見人	明後年	原生生物	天動説
流動食	昼間人口	中廊下	明日天気
中心人物			

漢字シークワード

不	様	喜	色	満	面
可	模	虫	道	天	会
欠	玉	韋	衣	下	人
席	水	無	駄	話	告
裁	縫	箱	気	天	上
判	断	材	料	味	調

リスト

- 韋駄天
- 下駄箱
- 調味料
- 天道虫
- 不可欠
- 玉虫色
- 満天下
- 無駄話
- 面会人
- 喜色満面
- 無気味
- 天衣無縫
- 判断材料
- 水玉模様
- 欠席裁判
- 裁縫箱
- 上告人
- 上天気

Q9 漢字シークワード

出	世	魚	代	議	士
先	土	語	生	派	水
機	手	品	古	中	不
関	鍋	必	眼	戦	化
万	華	鏡	勝	有	理
継	中	会	国	衆	合

▽リスト

合衆国	合理化	国有化	古生代
出世魚	出土品	戦中派	代議士
中華鍋	中古品	土手鍋	派生語
不戦勝	万華鏡	国会中継	水中眼鏡
先手必勝	出先機関		

漢字シークワード

漢	方	薬	品	粧	化
食	外	人	能	芸	業
大	手	門	合	万	工
下	力	人	百	枯	別
体	面	八	山	王	天
魚	浴	水	海	中	地

リスト

大手門　　化粧品　　地中海　　門外漢
海水浴　　工業化　　天王山　　八百万
枯山水　　工芸品　　八面体　　山百合
漢方薬　　人面魚　　万能薬　　芸能人
水面下　　百人力　　下手人　　大食漢
別天地

答え Answer

Q1

同	新	一	目	面	塚
一	世	一	代	番	里
人	一	界	分	転	一
物	意	朝	一	気	汁
幕	専	機	一	国	三
一	心	不	乱	夕	菜

Q2

度	法	諸	家	武	逆
速	地	求	事	日	探
加	心	奇	好	的	知
力	人	是	代	軍	証
重	日	本	銀	行	券
日	空	出	張	強	業

Q3

和	日	楽	行	避	逃
調	剤	薬	局	難	熱
定	税	洗	大	所	帯
予	算	編	成	作	雨
減	加	手	毛	合	林
餅	重	二	羽	子	板

Q4

一	合	行	知	識	人
直	具	群	集	心	理
線	懐	中	日	記	料
前	豪	烈	録	数	肥
雨	霜	映	手	法	機
秋	画	物	人	名	有

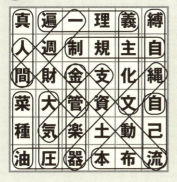

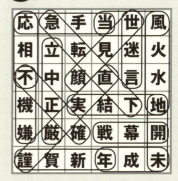

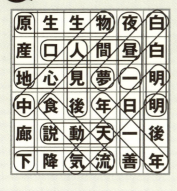

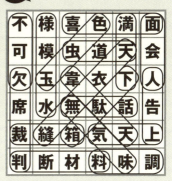

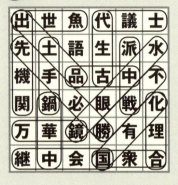

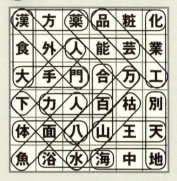

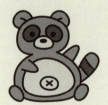

Part 11

数理パズルに挑戦、推理力がアップ！ 脳を刺激する!!

ナンプレで楽しく脳活

解き方とルール

① 数独、ナンバープレースとも呼ばれる人気パズルです。
② グリッドが4×4マスの場合、あらかじめ問題のマスに入っている数字を手掛かりにします。
③ タテ4列、ヨコ4列のどの列にも1～4の数字が1つずつ入ります。
④ 太線で囲まれた2×2＝4マスの、どのブロックにも1～4の数字が1つずつ入ります。
⑤ タテ列、ヨコ列それぞれに、同じ数字が重複してはいけません。

★ 6×6マスの場合も同様に1～6の数字が入ります。

Q1

ナンプレ 4 × 4

1	2	3	
			2
2			
	1	2	3

(1 ~ 4)

Q2

ナンプレ 4 × 4

			3
	1	2	
	4	3	
1			

(1 ~ 4)

Q3

ナンプレ 4 × 4

		4	
1		3	2
	2		4
	1		

(1 〜 4)

Q4

ナンプレ 4 × 4

	2		
1		2	
	3		2
		3	

(1 〜 4)

Q5 ナンプレ 4×4

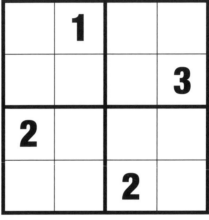

(1〜4)

Q6

ナンプレ 6×6

	6	5	4	3	
3					5
1	5		2		4
6		4		1	3
4					2
	1	2	3	4	

(1～6)

Q7

ナンプレ 6 × 6

			6	2	
	2	5			3
3				5	1
1					2
2			5	1	
	4	1			

(1 〜 6)

ナンプレ 6×6

		3	4		
	1	2		5	
			5	2	
	2	4			
	6		3	4	
		1	2		

(1～6)

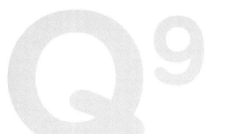

ナンプレ 6×6

6					1
	5			6	
		1	2		
		3	4		
	2			5	
3					2

(1〜6)

Q10

ナンプレ 6×6

			5		
		1			
	3				1
5				6	
			4		
		4			

(1～6)

答え Answer

Q1

1	2	3	4
3	4	1	2
2	3	4	1
4	1	2	3

Q2

4	2	1	3
3	1	2	4
2	4	3	1
1	3	4	2

Q3

2	3	4	1
1	4	3	2
3	2	1	4
4	1	2	3

Q4

3	2	4	1
1	4	2	3
4	3	1	2
2	1	3	4

Q5

3	1	4	2
4	2	1	3
2	4	3	1
1	3	2	4

Q6

2	6	5	4	3	1
3	4	1	6	2	5
1	5	3	2	6	4
6	2	4	5	1	3
4	3	6	1	5	2
5	1	2	3	4	6

Q7

4	1	3	6	2	5
6	2	5	1	4	3
3	6	2	4	5	1
1	5	4	3	6	2
2	3	6	5	1	4
5	4	1	2	3	6

Q8

6	5	3	4	1	2
4	1	2	6	5	3
1	3	6	5	2	4
5	2	4	1	3	6
2	6	5	3	4	1
3	4	1	2	6	5

Answer

Q9

6	3	4	5	2	1
1	5	2	3	6	4
5	4	1	2	3	6
2	6	3	4	1	5
4	2	6	1	5	3
3	1	5	6	4	2

Q10

6	4	3	5	1	2
2	5	1	6	4	3
4	3	6	2	5	1
5	1	2	3	6	4
1	2	5	4	3	6
3	6	4	1	2	5

Part 12

数理パズルに挑戦、推理しながら集中力がアップ！ 脳を刺激する!!

幾何学ナンプレで楽しく脳活

解き方とルール

基本はナンプレと同じです。変則ブロックナンプレとも呼ばれます。

★ 4×4マスの場合、問題のマスに入っている数字を手掛かりにします。

① タテ4列、ヨコ4列のどの列にも1～4の数字が1つずつ入ります。
② 変則的に太線で囲まれた4マスの、どのブロックにも1～4の数字が1つずつ入ります。
③ タテ列、ヨコ列それぞれに、同じ数字が重複してはいけません。

★ 5×5、6×6マスの場合も同様です。

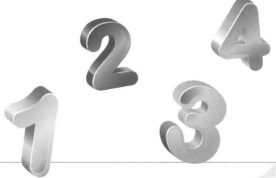

幾何学ナンプレ 4 × 4

(1 ~ 4)

幾何学ナンプレ 5×5

(1～5)

Q3

幾何学ナンプレ 5×5

(1〜5)

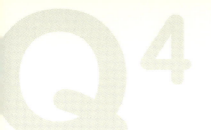

幾何学ナンプレ 6×6

(1～6)

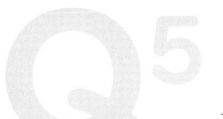

幾何学ナンプレ 6×6

(1～6)

答え Answer

Q1

3	1	2	4
1	2	4	3
2	4	3	1
4	3	1	2

Q2

1	3	4	2	5
5	2	1	4	3
2	4	3	5	1
4	1	5	3	2
3	5	2	1	4

答え Answer

Q3

2	3	4	1	5
4	1	5	2	3
1	5	2	3	4
5	2	3	4	1
3	4	1	5	2

Q4

4	5	2	1	6	3
5	1	6	2	3	4
1	6	3	4	5	2
6	3	4	5	2	1
3	2	1	6	4	5
2	4	5	3	1	6

Q5

4	2	6	5	3	1
1	5	3	4	2	6
3	6	1	2	4	5
5	4	2	6	1	3
6	1	4	3	5	2
2	3	5	1	6	4

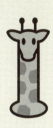

Part 13

直感力、集中力アップ! 脳を刺激する!!

間違い探しで楽しく脳活

解き方とルール

① イラストのAとBには違っているところがあります。ヒントで間違った数を示していますが、それはどこでしょう。
② 印刷の汚れなどはカウントされません。

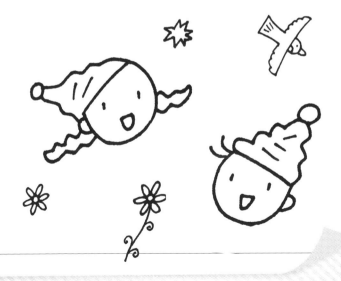

楽しいスケートの〈5つ〉の間違い探し

イラスト A

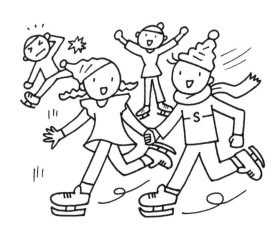

イラスト B

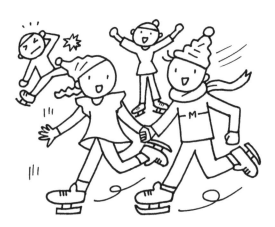

春は花に囲まれての
〈5つ〉の間違い探し

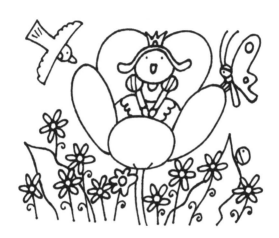

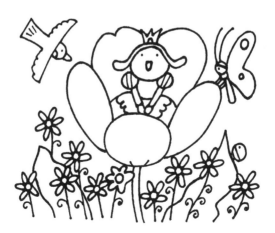

五月の空にそよぐ鯉のぼりの〈7つ〉の間違い探し

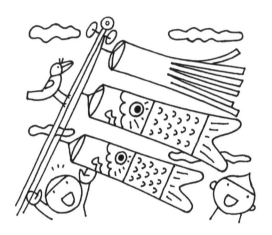

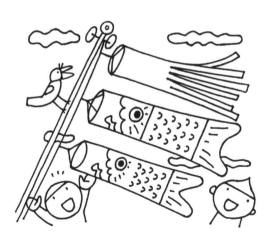

シトシト梅雨に打たれる〈5つ〉の間違い探し

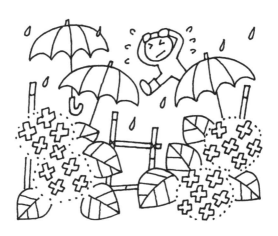

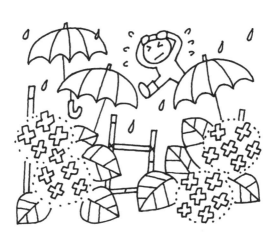

七夕に願いをこめた〈6つ〉の間違い探し

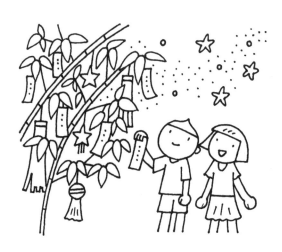

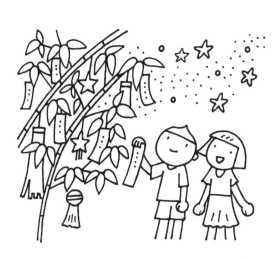

夏休みはハンモックで憩う
〈5つ〉の間違い探し

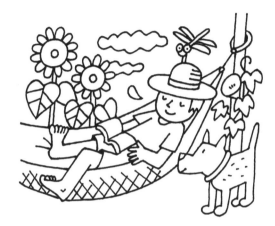

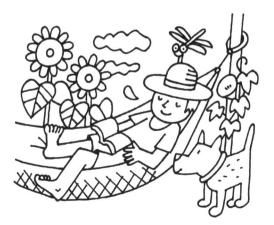

灯火親しむ読書の秋の〈6つ〉の間違い探し

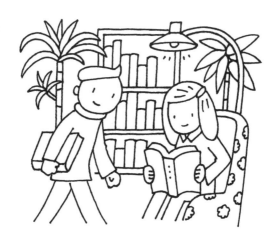

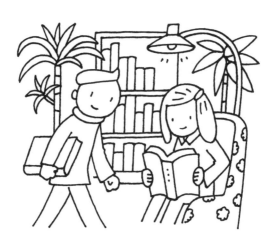

答え Answer

Q1

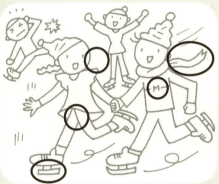

5つ

Q2

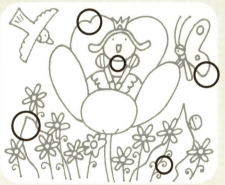

5つ

答え Answer

Q3

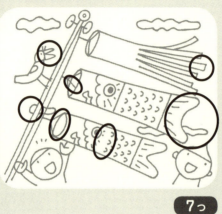

7つ

Q4

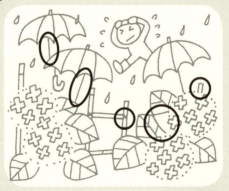

5つ

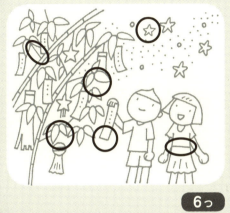

6つ

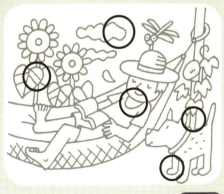

5つ

Answer

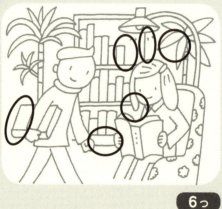

6つ

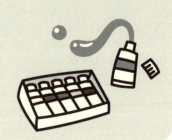

共著者プロフィール

●マジックスタジオ

平成3年、パズル制作会社を法人設立。主にパズル誌、社内報、広告用パズル、学年参考書、イベントなどにパズル問題を提供。スタジオの専属作家は約20名。新人作家の育成、指導も行なっている。http://www.magic-studio.jp/

●ど忘れ現象を防ぐ会

忘れっぽい脳の鈍化をどう防ぐのかを、日々研鑽している中高年主体の研究会。会員には、ライターや編集者、介護職員、会社役員、飲食店店主など、多士済々のメンバーが名を連ねている。代表者は、総合出版社の元編集総責任者の松田順三が務める。『60歳からの脳トレ』本は、売れ行き良好シリーズとなり、今作を含め、12冊目となる。

もの忘れ、認知症にならない
漢字パズル 思い出しテスト

2016年6月21日 第1刷発行

著 者――――マジックスタジオ&ど忘れ現象を防ぐ会

発行人――――杉山 隆

発行所――――コスモ21
〒171-0021 東京都豊島区西池袋2-39-6-8F
☎03(3988)3911
FAX03(3988)7062
URL http://www.cos21.com/

印刷・製本――中央精版印刷株式会社

落丁本・乱丁本は本社でお取替えいたします。
本書の無断複写は著作権法上での例外を除き禁じられています。
購入者以外の第三者による本書のいかなる電子複製も一切認められておりません。

©Magic Studio , Dowasuregenshowofusegukai 2016 , Printed in Japan
定価はカバーに表示してあります。

ISBN978-4-87795-339-3 C0030

大好評　超人気本　話題沸騰！

もの忘れ、認知症にならない 四字熟語・ことわざ思い出しテスト

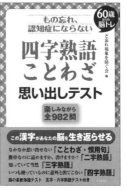

楽しみながら全982問

日頃目にし耳にする、「ことわざ・慣用句、熟語」の数々。ことわざ・慣用句の章では、どんな文字が入れば完成なのか、推理を働かせてトライしてください。そして、二字熟語、三字熟語、四字熟語……。奥深い日本語を楽しみながら思い出して脳の若返りをはかりましょう。

ど忘れ現象を防ぐ会編■四六判160頁1200円＋税

もの忘れ、認知症にならない 漢字 思い出しテスト

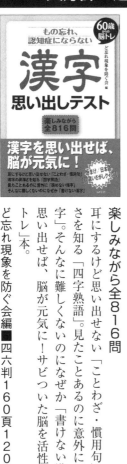

楽しみながら全816問

耳にするけど思い出せない「ことわざ・慣用句」。漢字の奥深さを知る「四字熟語」。見たことあるのに意外に「読めない漢字」。そんなに難しくないのになぜか「書けない漢字」。漢字を思い出せば、脳が元気に！サビついた脳を活性化させる「脳トレ」本。

ど忘れ現象を防ぐ会編■四六判160頁1200円＋税

大好評　超人気本　話題沸騰！

もの忘れ、認知症にならない 思い出しテスト

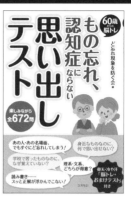

楽しみながら全672問

喉まで出かかっているものを思い出せないと、誰でもイライラします。また、焦りで心が乱されることも……。本書は、中高年の方を対象に、頭の奥底に眠ったままの記憶情報を呼び醒ますためのトレーニング本です。質問という刺激で脳を揺さぶり、サビを落とし、脳を活性化しましょう。

ど忘れ現象を防ぐ会編■四六判160頁1000円＋税

10万部

もの忘れ、認知症にならない 昭和 思い出しテスト

楽しみながら全660問

懐かしい時代、激動の時代、昭和……。日本人にとって「昭和」という時代は特別なもの。本書は「昭和の時代」を懐かしく思い出す「脳トレ本」。頭と心の奥底にたまっている記憶を、質問という刺激でゆさぶり、サビ付きかかった脳を活性化させましょう。

ど忘れ現象を防ぐ会編■四六判160頁1000円＋税

4万部

大好評　超人気本　話題沸騰！

もの忘れ、認知症にならない 有名人穴埋めテスト

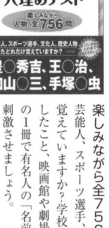

楽しみながら全756問

芸能人、スポーツ選手、文化人、歴史人物、あなたはどれだけ覚えていますか？学校で学んだこと、テレビ・新聞で見聞きしたこと、映画館や劇場、球場などで鑑賞・観戦したこと、この1冊で有名人の「名前」や「エピソード」を思い出して脳を刺激させましょう。

ど忘れ現象を防ぐ会編■四六判160頁1200円＋税

もの忘れ、認知症にならない 常識 思い出しテスト

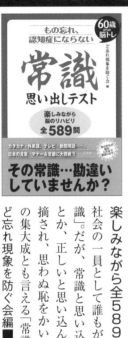

楽しみながら全589問

社会の一員として誰もがもっている価値観や知識である「常識」。だが、常識と思い込んでいたのに実は勘違いしていた、とか、正しいと思い込んでいたのに、実は誤解していると指摘され、思わぬ恥をかいた経験ありませんか？日本人としての集大成とも言える「常識度」を本書でチェックしましょう。

ど忘れ現象を防ぐ会編■四六判160頁1200円＋税